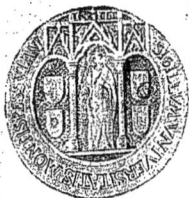

Dr Louis FABRE

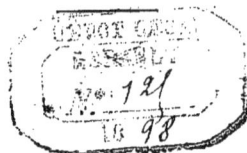

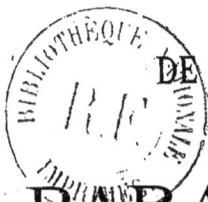

DE L'ORIGINE NÉVROPATHIQUE

DE LA

PARALYSIE FACIALE

PÉRIPHÉRIQUE PRIMITIVE

DITE A FRIGORE

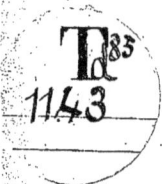

IMPRIMERIE CENTRALE DU MIDI
MONTPELLIER

DE L'ORIGINE NÉVROPATHIQUE

DE LA

PARALYSIE FACIALE

PÉRIPHÉRIQUE " PRIMITIVE

DITE A FRIGORE

A LA MÉMOIRE VÉNÉRÉE DE MON PÈRE

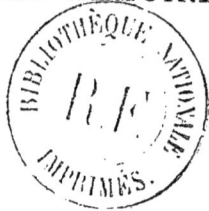

A MA MÈRE

A MA SŒUR

L. FABRE.

A MON AMI LE DOCTEUR HENRI SAHUT

A MES PARENTS

A MES AMIS

L. FABRE.

AVANT-PROPOS

Lors du IV⁸ Congrès de médecine, M. le professeur agrégé Rauzier, par la très intéressante communication d'un cas de paralysie faciale périphérique primitive, a su éveiller notre attention sur l'origine souvent névropathique de cet état. Il nous a ainsi suggéré l'idée de ce travail, et, par ses conseils éclairés, nous a permis de le mener à réalisation, nous donnant une nouvelle preuve de la bienveillance inlassable qu'il n'a cessé de nous prodiguer durant le cours de nos études. Nous sommes heureux de lui exprimer notre plus vive reconnaissance.

A tous ceux de nos maîtres qui, par un exposé théorique à la Faculté, nous ont initié aux notions nécessaires et ont su fixer dans notre esprit les éléments des sciences médicales, nous adressons nos plus sincères remerciements, fier d'obéir à une tradition rationnelle et aussi à un véritable devoir.

A ceux surtout qui, à l'Hôpital, « ce grand emporium des misères humaines », suivant l'expression de Charcot, ont su nous instruire par leurs savantes analyses cliniques, nous intéresser par le charme de leur enseignement, nous sommes redevables de bienfaits inoubliables ; qu'ils nous permettent de leur exprimer notre respectueuse admiration et notre profonde gratitude.

Nous remercions tout spécialement M. le professeur Grasset du grand honneur qu'il a bien voulu nous faire en acceptant la présidence de notre thèse. Ayant toujours au cœur le culte du bien et l'amour de l'humanité, nous nous efforcerons d'être digne d'un tel maître !

.Nous devons mentionner enfin l'amabilité avec laquelle M. le docteur P. Bosc nous a fourni les éléments de deux observations inédites de ce travail et de la bonne grâce qu'il a dépensée à nous mettre au courant de tous les détails d'installation de son Institut de physicothérapie.

DE L'ORIGINE NÉVROPATHIQUE

DE LA

PARALYSIE FACIALE

PÉRIPHÉRIQUE PRIMITIVE

DITE A FRIGORE

INTRODUCTION

Parmi les maladies dont la symptomatologie objective frappe immédiatement l'œil du praticien, dont le diagnostic, en quelque sorte, peut être fait à distance, nous pouvons placer au premier rang la paralysie faciale. Le public même, ignorant des choses de la médecine, a bientôt fait de remarquer l'immobilité d'une moitié de face, le manque d'expression ou plutôt l'étrangeté de la physionomie du sujet chez qui le nerf facial a perdu ses fonctions.

Rien d'étonnant par suite à ce que l'hémiplégie faciale ait été connue et décrite dès la plus haute antiquité. Le signe dominant de cette maladie, celui qui souvent attire l'attention du médecin, lui a valu à l'origine de son histoire le nom de « distortio oris », de « tortura faciei ». Ainsi les anciens connurent l'existence de la paralysie faciale ; il était réservé

à Ch. Bell d'établir son histoire grâce aux notions d'anatomie et de physiologie, qui permirent d'étudier la distribu-
tion et les fonctions du nerf facial. Graves, et la plupart des
auteurs après lui, donnèrent à la maladie qui nous occupe le
nom de maladie de Bell.

Avec Montault (1831), Bottu-Desmortiers (1834), Bérard,
on apprit à distinguer les deux grandes formes de paralysie
faciale : l'une, dite centrale, résultant de la lésion du nerf
facial au-dessus de son noyau d'origine dans le bulbe ; l'autre,
dite périphérique, produite par les altérations du nerf, quand
il s'est constitué au-dessous de ce même noyau. Une étude
plus attentive de la paralysie du nerf facial permit de comprendre, d'interpréter les troubles du goût et de l'ouïe, la
paralysie du voile du palais, tous accidents qui se produi-
sent suivant le point du trajet nerveux intéressé et d'où se
tire le diagnostic du siège de la lésion.

Pendant qu'on travaillait à mieux connaître la paralysie
faciale, Duchenne, Erb, etc., s'appliquaient à la guérir et
posaient les règles du traitement électrique : en même temps
ils se rendaient compte des différents modes d'action de
l'électricité sur les muscles, suivant l'origine périphérique ou
centrale de la maladie ; s'appuyant sur la présence ou l'absence de la réaction de dégénérescence, ils fixaient des lois
pronostiques et divisaient les paralysies faciales suivant l'état
de l'*Entartungs-Reaction*, en formes graves, moyennes et
bénignes.

En 1879, Strauss montra l'action différente de la pilocar-
pine sur la production de la sueur suivant que la paralysie
était périphérique ou centrale.

Le tableau clinique de la paralysie faciale s'est éclairé à
la lumière de chacune des acquisitions nouvelles : un cas de
paralysie faciale étant donné, on peut, par une étude attentive, faire le plus souvent le diagnostic de siège. Mais le cli-

CHAPITRE I

Diverses théories sur l'étiologie de la paralysie faciale
périphérique à l'exclusion de la théorie de Neumann.

Nous ne nous arrêterons pas à décrire les causes qui pro-
voquent la paralysie faciale dite d'origine centrale, et nous
passerons de suite à l'exposé des éléments étiologiques de la
paralysie périphérique.

On peut les grouper sous plusieurs chefs, et successive-
ment nous aurons à étudier les paralysies tenant à des causes
d'ordre général, infections (maladies générales, intoxications);
les paralysies dues à des lésions de voisinage ; celles qui re-
lèvent d'un traumatisme du nerf lui-même ; nous examine-
rons les paralysies faciales qui surviennent au cours ou comme
manifestations de certaines maladies nerveuses.

Enfin, tout l'intérêt de notre examen devra se porter sur
un groupe important de paralysies faciales ne dépendant ni
d'un état général, ni d'un état local ; nous voulons parler de
la paralysie faciale périphérique primitive a *frigore*. Nous
aurons à étudier les théories pathogéniques qui ont été invo-
quées pour expliquer l'action du froid sur le nerf facial. Nous
verrons comment cet élément étiologique, facilement adopté à
l'origine de beaucoup de maladies, a été souvent invoqué à
tort et sans prétexte suffisant comme cause de la paralysie
faciale. Sans vouloir nier l'influence incontestable du froid,
nous essaierons de montrer que son importance a été souvent

exagérée et nous lui donnerons la part qui paraît le mieux lui revenir véritablement dans l'étude nosologique de la maladie qui nous occupe.

Les causes générales capables de donner naissance à la paralysie du facial sont en premier lieu les infections. On connaît assez aujourd'hui le rôle important que jouent les microbes ou leurs toxines dans la pathologie nerveuse, pour qu'il soit inutile d'insister sur la pathogénie de cette paralysie faciale, complication de maladies infectieuses. La diphtérie, agent par excellence des paralysies périphériques, a un certain nombre de ces cas à son actif : on l'a décrite dans l'érysipèle de la face, après la fièvre typhoïde, la variole et la scarlatine. La puerpéralité fournit son contingent à cette étiologie : cette cause a été bien mise en relief par Möbius dans son étude sur les névrites postpuerpérales, et Bernhardt rapporte deux cas de paralysie de la septième paire, chez deux accouchées dont l'une était fortement névropathe et dont l'autre avait antérieurement été atteinte de la même maladie et du même côté.

L'apparition de cette paralysie au cours du tétanos est un fait qu'ont mis en lumière les communications de Lannois, de Guiffre (*Lo Sperimentale*, 1887), de Villar (*Gaz. des Hôpitaux*, 1888), de Terrillon et Schwartz (*Rev. Chir.*, 1888). La notion de l'infection introduite dans l'étude de la paralysie du facial permet de comprendre les cas de véritables épidémies dont parle Le Quinquis dans sa thèse, et survenus au cours d'infections variées (diphtérie, grippe, pneumonie). Parmi les maladies générales pouvant s'accompagner de troubles paralytiques de la face, nous devons surtout mentionner la syphilis et le diabète.

La syphilis est une cause fréquente d'hémiplégie faciale, et nombreux sont les travaux qui consacrent cette affirmation ; à la période tertiaire, par la production de gommes, d'exos-

CHAPITRE II

**Traitement des diverses variétés d'ectropion. — Procédé
en vanne.**

Notre but n'étant pas d'étudier les divers procédés imagi-
nés par les auteurs pour remédier à l'ectropion, nous nous
contenterons de rappeler succinctement que les diverses méthodes ont eu pour but, soit une action sur :

1° Les voies lacrymales ;

2° Sur la muqueuse ;

3° Sur le tarse ;

4° Sur le muscle orbiculaire;

5° Sur la peau ;

6° Sur toute la paupière ;

7° Soit, enfin, des actions combinées.

Tous ces méthodes, simples ou combinées, ne remplissent
pas toutes les indications.

1° Elles ne tiennent pas un compte suffisant du traitement
lacrymal, qui, pour la plupart des auteurs, est un élément
accessoire, alors qu'il doit être considéré comme indication
primordiale.

2° Enfin, le plus souvent, les indications relatives aux
diverses variétés d'ectropion sénile, juvénile, *ex vacuo*, sont
ou mal remplies ou insuffisamment remplies.

Le traitement de l'ectropion, quelle que soit sa variété,
doit toujours débuter par une action sur les voies lacrymales et être suivi d'un traitement blépharo-conjonctival . Dans

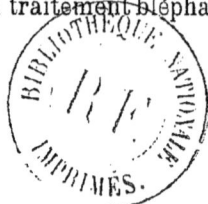

2

les cas légers, cette action suffira souvent pour remédier à
un commencement d'éversement de la paupière. Le cathétérisme, la section des points inférieurs, les lavages, quand ils
ne guériront pas l'ectropion, rendront logique l'opération qui
suivra.

Le traitement blépharo-conjonctival comporte au début
simplement des topiques, des cautérisations astringentes et,
s'il y a lieu, des scarifications et des sutures inversives avec
compression légère et transitoire; dans la suite il devient
essentiellement opératoire.

Dans des cas de larmoiement très rebelles, M. le professeur Truc a proposé l'ablation de la glande lacrymale
orbitaire, opération qui lui a donné d'excellents résultats. (1)

ECTROPION SÉNILE. — Dans cette forme d'ectropion, c'est
l'hypertrophie de la muqueuse marginale et l'excès de peau
qui indiquent au chirurgien la marche à suivre dans le traitement.

1° On fera donc tout d'abord une résection tarso-conjonctivale cunéiforme.

Après avoir fait la toilette oculaire et périoculaire, on pra-
tiquera tout le long de la paupière, sans toucher aux cils, une
incision à laquelle on donnera la profondeur exigée par la
hauteur de la bande hypertrophiée.

En arrière de cette bande, une seconde section viendra
rejoindre la première, en faisant avec elle un angle plus ou
moins aigu.

Leur distance sera donnée par l'épaisseur de la portion
hypertrophiée. Cette bande de tissu étant enlevée, quelques

(1) (Truc, *Extirpation des glandes lacrymales orbitaires dans les larmoiements incoercibles chez les granuleux* (*Montpellier Médical,* 7 novembre
1880).

points de suture seront placés et l'ectropion sera ainsi corrigé en partie. Une double section nette facilite la coaptation sans suture des lèvres de la plaie de résection; il y a peu d'hémorragie.

Pour soulever la paupière et la maintenir, une *blépharorraphie* externe sera nécessaire. Chez le vieillard, la fente palpébrale étant fortement agrandie, le rétrécissement léger n'aura donc aucun inconvénient. On aura soin de ne pas l'exagérer sous peine de phimosis, et la faire parfaitement égale des deux côtés pour éviter toute dissymétrie.

3° Enfin, des sutures inversives de Snellen muco-cutanées seront le plus souvent indispensables pour achever le redressement de la paupière.

ECTROPION JUVÉNILE. — Ici, nous l'avons vu, nous avons insuffisance de peau ; la résection est donc absolument insuffisante, et ne remplit pas les conditions pathogéniques. C'est alors que nous emploierons le *procédé en vanne* avec autoplastie palpébrale simple de M. le professeur Truc.

Il consiste :

1° En un dédoublement palpébro-marginal ou intra-cellullaire plus ou moins profond.

2° En l'élévation musculo-cutanée en vanne ;

3° En la blépharopexie médiane et latérale.

1° *Dédoublement vertical de la paupière*. — Une incision intermarginale verticale, profonde, est pratiquée en arrière des cils, d'une commissure à l'autre, dans la couche celluleuse, de manière à dédoubler la paupière en deux lames : *lame antérieure*, qui comprend la peau et l'orbiculaire, et *lame postérieure*, avec la tarse et la conjonctive. Le dédoublement doit être d'autant plus profond que l'ectropion est plus prononcé (fig. 1).

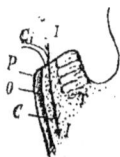

FIG. 1. — *P*. Peau. — *N*. Orbiculaire.
B. Tissu celluleux. — *Ci*. Cils.—
T. Tarse. — *I*. Incision intermar-
ginale.

2° *Relèvement en vanne de la lame antérieure*. — Avec des pinces à griffes ou avec trois anses de fil passées à travers la lame antérieure on relève celle-ci par glissements au-dessus de la lame postérieure, à la hauteur voulue, de telle sorte que la peau s'élève de quelques millimètres et qu'au contraire la muqueuse descend.

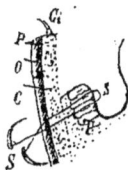

FIG. 2. — *P*. Peau. — *O*. Orbiculaire. — *C*.
Tissu cellulaire. — *Ci*. Cils. — *T*. Tarse. —
S. Suture muco-cutanée.

3° *Blépharopexie muco-cutanée*. — La lame antérieure ayant été remontée au degré désiré on fixe les deux lames par un ou deux points de suture et dans la position de la figure 2.

Si la lame antérieure détachée du tarse et de la conjonctive est peu élevée, la cicatrisation ultérieure la renversera

légèrement en dedans en ectropion compensateur de l'ectropion primitif (fig. 3).

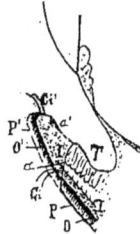

Fig. 3. — *P*. Peau. — *O*. Orbiculaire. — *Ci*. Cils.
— *T*. Tarse. — *P' O' Ci*. Lame musculo-cutanée
remontés. — *a a'*. Tissu cicatriciel correcteur.

Cette opération, très simple et à la portée de presque tous
les praticiens, peut être complétée, dans le cas d'ectropion
très prononcé ou simplement pour hâter la guérison, par
quelques sutures inversives de Snellen qui auront pour effet
de redresser le tarse et de le maintenir en bonne position.

Ectropion ex vacuo.— Nous avons indiqué dans la pathogénie la production de l'ectropion *ex vacuo*. En prenant quelques soins prophylactiques, on pourra bien souvent éviter
d'en arriver à l'abandon de l'œil artificiel.

La pierre d'émail sera nettoyée plusieurs fois par jour dans
l'eau boriquée, le soir dans une solution faible de sublimé ; on
la lubréfiera, avant de l'appliquer, avec de la vaseline, on la
changera à la moindre éraillure.

La cavité conjonctivale sera lavée à l'eau boriquée tiède,
touchée à l'alun, au sulfate de zinc, au nitrate d'argent. Les
bords ciliaires seront pansés avec des pommades aux divers
précipités ou à l'iodoforme ; enfin les voies lacrymales seront
entretenues, irriguées, et les conduits inférieurs sectionnés
pour permettre la pénétration normale des liquides.

Malheureusement tous ces soins ne sont pas suffisamment

observés par la majorité des patients, et dans certains cas restent insuffisants pour éviter l'ectropion de la paupière inférieure et le rétrécissement de la cavité conjonctivale ; l'œil artificiel devient alors trop volumineux, glisse, et il faut y renoncer.

Dans ce cas, les procédés opératoires de Szymanowski, de Græfe, de Mirault, etc., sont utiles, mais seulement quand il y a excès de peau, et de muqueuse, puisqu'ils en nécessitent l'ablation partielle ; or, dans les variétés habituelles d'*ectropion ex vacuo*, la peau et la muqueuse étant réduites, ces procédés ne sauraient convenir.

Il faut en effet ici pour le port de l'œil artificiel deux éléments :

1º Une bordure marginale recouvrant la peau comme un rebord, une barrière, un garde-fou ;

2º Une cavité conjonctivale assez considérable.

En outre, il convient de remonter les cils surbaissés.

Les procédés classiques ne remplissent pas ces diverses indications : on ne peut les trouver que dans une autoplastie durable.

Dans un cas, M. le professeur Truc tenta d'agrandir par greffe la cavité conjonctivale, mais le bon résultat fut passager.

Il s'agissait d'une jeune artiste de café-concert chez laquelle on avait d'abord dédoublé la paupière en lame musculo-cutanée et conjonctivo-tarsienne, puis greffé dans l'espace inter-marginal, de la muqueuse buccale. Le résultat immédiat fut d'abord satisfaisant, mais la résorption de la greffe le rendit bientôt nul.

Dans un autre cas, il créa un large rebord marginal, et le bon résultat persista.

C'était chez une jeune femme présentant, à la suite de la variole, une rétraction cicatricielle exophtalmique des deux paupières du côté droit énucléé. Une incision intermarginale fut effectuée à la paupière supérieure, et dans l'espace fut appliqué un gros lambeau cutané en anse de panier (comme dans le procédé de Junge pour l'ectropion granuleux). On obtint ainsi un bourrelet marginal pouvant contenir l'œil artificiel.

Dans plusieurs autres cas, impuissant à assurer le port d'une coque d'émail, M. le professeur Truc eut alors recours au procédé autoplastique en vanne qu'il imagina à cet effet.

Reposant sur des principes rationnels, ce procédé fournit aux dépens de la peau commissurale et jugale inférieure un rebord à la pièce artificielle, il élargit la cavité et la surface conjonctivales, enfin il remonte et redresse les cils défectueux.

Il comprend pour l'ectropion *ex vacuo* les quatre temps suivants :

1° Dédoublement palpébro-marginal intra-cellulaire plus ou moins profond ;

2° Elévation musculo-cutanée en vanne ;

3° Blépharopexie muco-cutané médiane et latérale ;

4° Autoplastie à lambeau temporo-commissural.

Les trois premiers temps sont analogues aux trois temps effectués dans le traitement de l'ectropion juvénile (lig. 1, 2 et 3, pages 20 et 21). Nous ne reviendrons pas sur leur description.

Le dédoublement devra être d'autant plus profond que l'éversion marginale et la réduction cavitaire conjonctivale seront plus accentuées.

Lorsque l'ectropion sera peu prononcé, ce procédé en trois temps sera souvent suffisant, et l'ectropion compensateur produit par la cicatrisation formera un bourrelet assez saillant pour maintenir l'œil artificiel (lig. 3, page 21) (Observations IV et VI).

Si, au contraire, à cause du degré extrême de l'ectropion primitif ou de l'insuffisance de la cavité conjonctivale, cette lame antérieure détachée du tarse est plus élevée, elle pourrait provoquer, par retournement cicatriciel en entropion, du trichiasis. Dans ces conditions, il faut une doublure, et c'est l'objet du quatrième temps.

4º Taille d'un lambeau autoplastique temporal.

Ce lambeau est pris horizontalement dans la direction des plis commissuraux, et comprend la peau et un peu de tissu cellulaire.

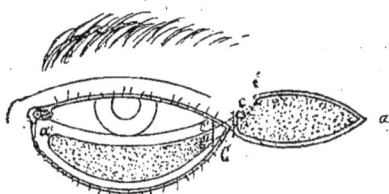

Fig. 5. — *a. b. c.* Lambeau autoplastique temporal. — *b. c.* Base adhérente. — *a'.* Sommet transplanté. — *b'. c'.* Base attirée sous la boutonnière commissurale *C.*

Il est taillé de longueur et de largeur appropriée à la doublure nécessaire à la lame palpébrale cutanée. On le détache du sommet externe (fig. 5) jusqu'à sa base interne qu'on laisse adhérente, puis on le fait passer sous un pont commissural de manière à l'appliquer contre la lame antérieure, la face épidermique du côté de l'œil; on le suture dans cette position en bas, au sommet de la lame tarso-conjonctivale, en haut, vers le fond marginal de la paupière (fig. 4).

Un point de transfixion en anse assure l'application inter-
médiaire.

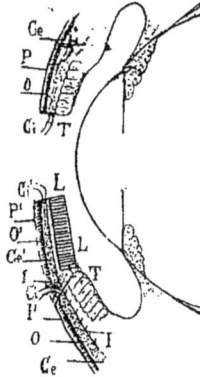

FIG. 4. — *P.* Peau. — *0.* Orbiculaire. — *Ce.* Tissu
celluleux. — *Ci.* Cils. — *T.* Tarse. — *I.* Incision intermarginale. — *L.* Lambeau autoplastique.

Quant à la plaie temporale, elle est exactement suturée
(fig. 6).

De la sorte le cul-de-sac conjonctival inférieur est augmenté
en surface comme en profondeur, et la bordure autoplastique
donne garantie contre toute rétraction défectueuse.

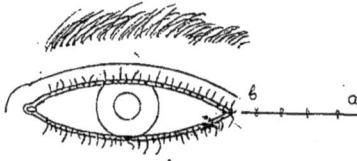

FIG. 6. — *a. b.* Sutures temporales, après rotation
et fixation palpébrale du lambeau.

L'œil artificiel pourra être placé, sera maintenu, et par lui-
même en passant en bas du cul-de-sac, assurera définitive-
ment la prothèse.

OBSERVATIONS

Observation I

Ectropion ex vacuo, rétrécissement de la surface conjonctivale, impossibilité de porter un œil artificiel même de petit volume. — Application du procédé en vanne avec autoplastie cutanée sous-commissurale. — Guérison (1895).

Mlle X..., vingt et un ans, femme de chambre, Montpellier. A été énucléée de l'œil droit, il y a plusieurs années, pour lésions indéterminées, probablement staphylôme consécutif à un leucome adhérent, et elle portait habituellement un œil artificiel. Cet œil a dû être réduit graduellement de volume, puis a été supprimé. Il existe en effet une cavité conjonctivale minime avec ectropion notable.

Traitement lacrymal et conjonctival durant quelques jours, puis dédoublement intermarginal de la paupière inférieure ; relèvement en vanne de la lame musculo-cutanée ; fixation du sommet du tarse à un centimètre du bord ciliaire, le long du milieu de la paupière, par transfixion cutanée (palpébropexie médiane) ; taille d'un lambeau cutané commissural de 3 centimètres de long sur un de large ; détachement de ce lambeau du sommet à la base et application, à travers la commissure sectionnée, contre la partie dénudée de la lame palpébrale cutanéo-musculaire soulevée et transfixée ; enfin suture du lambeau, de la commissure, de la plaie autoplastique temporale et deux sutures en anse au milieu du lambeau à travers la paupière. Iodoforme, pansement humide contentif. Guérison sans incident en cinq jours. Œil artificiel mis en place peu après et porté depuis sans difficulté.

Observation II

Ectropion ex vacuo.— *Impossibilité de porter un œil artificiel.* — *Sutures infructueuses.* — *Application du procédé autoplastique en vanne avec lambeau temporal sous-commissural.* — *Guérison* (1895).

M. X..., étudiant en droit, Montpellier. L'œil droit avait été énucléé consécutivement à un traumatisme et était remplacé par un œil artificiel. La cavité conjonctivale s'étant rétrécie graduellement, il s'est fait un léger ectropion ; l'œil ne peut depuis quelque temps être supporté, car il glisse sur la paupière inférieure dès qu'on l'applique dans l'orbite. Nous avons d'abord essayé, sans résultat durable, deux sutures en anse traversant la conjonctive au bas du tarse et venant sortir par la peau, espérant créer ainsi une dépression qui retiendrait la pièce artificielle ; puis, devant l'insistance légitime du patient, nous avons appliqué notre procédé autoplastique en vanne avec lambeau temporal sous-commissural de 3 centimètres sur 1. Le résultat a été de tout point excellent et l'œil artificiel a été repris. Toutefois, comme la cavité conjonctivale est encore un peu exiguë, nous faisons appliquer la nuit, dans l'orbite, une bille en verre qui assure pour le jour suivant la place de l'œil artificiel. Ce petit moyen paraît être en effet assez avantageux. Toujours est-il que notre malade, depuis plusieurs années, paraît bien guéri et porte avec avantage et régulièrement son œil artificiel.

Observation III

Ectropion lacrymal juvénile ODG. — *Blépharo-conjonctivite.* — *Leucomes circonscrits OG.* — *Opération par le procédé en vanne ODG.*

R . . . (Salomon), dix-huit ans, mineur, entre à la clinique le 20 septembre 1897, pour larmoiement et rougeur des paupières ODG.

Les antécédents héréditaires et personnels sont nuls.

L'affection actuelle a débuté, il y a une douzaine d'années, par de la rougeur des paupières, de la photophobie et du larmoiement; elle est restée stationnaire pendant six ans environ, puis s'est aggravée subitement, il y a quatre ans. A cette époque, une poussée de kératite se produisit. Les deux leucomes, assez étendus, consécutifs à des ulcères de la cornée gauche, datent de cette époque.

Le traitement avait simplement consisté en lavages et cautérisations au nitrate d'argent.

A son entrée, le 20 septembre, le malade présente un état général assez bon et un facies lymphatique.

Les paupières inférieures des deux côtés sont enflammées, et présentent une coloration rouge foncé. Les cils sont presque complètement tombés ainsi qu'aux paupières supérieures. Le bord ciliaire est, en outre, très hypertrophié.

Larmoiements ODG.

Pas de granulations.

Pas de photophobie.

Conjonctives bulbaires normales.

OD: Cornée normale. V = 1.

OG: La cornée présente deux leucomes superficiels de 2 à 4 millimètres de diamètre et siégeant à la partie supérieure externe. V — 2/3.

Iris normal.

Pas de douleurs oculaires.

Traitement. — Cathétérisme ODG. Lavages du nez avec la solution physiologique de chlorure de sodium, à laquelle on ajoute 2 gr. de teinture d'iode.

Pommade à l'oxyde de zinc sur le bord des paupières.

22 septembre. — Incision des canalicules ODG.

26. — Anesthésie au chloroforme.

Incision profonde divisant la paupière inférieure ODG en deux lames, une antérieure cutanée, l'autre postérieure muqueuse. On fait glisser la lame cutanée sur la lame muqueuse en l'attirant en haut, et on la suture par quatre points en capiton. Pansement légèrement compressif.

27. —·Premier pansement ; léger œdème palpébral.

28. — On supprime tout pansement. Deux points de suture au cagut sont ajoutés à chaque commissure externe pour reserrer davantage les fentes palpébrales.

20 octobre. — On résèque aux ciseaux une petite bande de tissu exubérant sur chaque paupière, au niveau du lambeau postérieur.

28. — Résultat OG excellent.

OD présente une petite encoche formée par le fil enlevé trop tard.

6 novembre. — *Exeat.*

Il persiste à la partie médiane des paupières inférieures une petite surface bourgeonnante, d'environ un centimètre de largeur sur trois millimètres de hauteur.

Résultat fonctionnel excellent.

Observation IV

Ectropion ex vacuo. — Impossibilité de porter un œil artificiel. — Procédé opératoire en vanne. — Résultat excellent.

D..... (Rosalie), cinquante-cinq ans, ménagère, entre le 27 mai 1898 pour ectropion de l'œil gauche empêchant le port d'un œil artificiel.

La malade a été énucléée, il y a dix ans, à la suite d'un traumatisme. Pendant plusieurs années, l'œil artificiel se maintint dans l'orbite, mais, depuis deux ans environ, la paupière inférieure gauche s'est progressivement ectropionnée et le maintien de l'œil est devenu impossible.

La cavité orbitaire est assez vaste.

27 mai. — On procède au dédoublement du bord marginal de la paupière inférieure gauche.

Après élévation de la paroi antérieure; deux points de suture sont placés pour fixer les deux lames antérieure et postérieure.

Une bille est placée dans l'orbite.

31. — Pansement. Pas d'écoulement. Résultat parfait.

4 juin. — Exéat de la malade avec un œil artificiel.

Observation V

Ectropion ex vacuo. — *Cavité orbitaire cicatricielle insuffisante au port d'un œil artificiel.*

B... (Marie), vingt-quatre ans, domestique, entre le 10 juin 1898 à la clinique, parce que la cavité orbitaire OD, rétrécie, ne supporte pas un œil artificiel.

La malade a subi l'énucléation de l'œil droit, il y a deux ans, à la suite d'une ophtalmie remontant à cinq ou six ans. Il y aurait eu d'abord ulcère de la cornée, puis parophtalmie. Aussitôt après l'opération, la malade prit un œil artificiel qui fut supporté pendant deux ans sans douleur ni gêne d'aucune sorte.

Il y a deux mois environ, la malade s'aperçut que l'œil était chassé plus facilement de l'orbite ; peu après, elle ne put le porter d'une manière continue.

Étant allée consulter à cette époque, on lui fit remarquer que la cavité orbitaire s'était rétrécie par suite de production de tissu cicatriciel et on lui proposa une opération ayant pour but de reformer la cavité.

Dans l'espace d'un mois, il y eut quatre interventions qui n'amenèrent aucun résultat appréciable; au contraire, le tissu cicatriciel formé a rétréci considérablement la cavité orbitaire et empêche le port de tout œil, si petit qu'il soit.

A son entrée, le 10 juin, trois semaines après la dernière intervention, la malade présente une cavité orbitaire très réduite, le bord palpébral inférieur est déformé par les opérations successives que la malade a subies; il y a éversement complet de la paupière inférieure en dehors et symplépharon des deux paupières.

13 juin. — Anesthésie. Procédé en vanne sur la paupière inférieure.

En haut, on prend un lambeau palpébral en languette qu'on suture à la conjonctive de la cavité après avoir fait passer cette languette à travers une boutonnière palpébrale.

25. — La malade est entièrement guérie de son opération.

L'ectropion n'existe plus. Toutefois la cavité orbitaire, très rétrécie, ne permettra le port d'un œil artificiel que de petite dimension.

Observation VI

Ectropion ex vacuo. — *Procédé en vanne avec autoplastie temporale.* — *Résultat esthétique favorable insuffisant pour le port d'un œil artificiel de dimensions égales à celles de l'œil sain.*

A.... (Joseph), vingt-quatre ans, ferblantier, entre le 6 octobre 1897 à la clinique pour une brûlure ancienne de l'œil gauche, ayant occasionné une cicatrice vicieuse. Cet accident remonte à 1893. Le malade reçut à cette époque une parcelle de plomb fondu dans l'œil, et ne fut pas soigné.

A son entrée, l'œil droit est normal.

L'œil gauche présente un symplépharon du tiers interne, et

un ankyloblépharon au même niveau. La cornée est entièrement recouverte par un épaississement cicatriciel de la conjonctive qui rendrait toute vision impossible, si le fond de l'œil était normal.

Le 7 octobre, après anesthésie locale, on essaie de disséquer les paupières pour libérer le globe de l'œil. L'exploration au stylet montre que l'adhérence s'étend dans toute la hauteur des culs-de-sac et on remet à une date ultérieure l'intervention qui nécessitera l'anasthésie générale.

13. — Anesthésie chloroformique.

Libération complète des paupières par deux incisions profondes qui rétablissent deux culs-de-sac.

Amputation du segment antérieur avec issue de la plus grande partie du vitré. Suture en bourse de la conjonctive.

Une coquille en verre est placée pour empêcher les adhérences.

14. — Pansement. Pas d'œdème, pas de suintement sanguin. La coquille est aisément remise en place.

28. — Les culs-de-sac sont rétablis. La coquille très mobile ne permet pas cependant au malade de fermer complètement les paupières.

9 novembre. — Le malade sort avec un œil artificiel très mobile.

Les cils de la paupière supérieure sont légèrement entropionnés et les adhérences ont tendance à se reformer.

Un mois plus tard, le malade entre à la clinique pour se faire opérer de nouveau. Les culs-de-sac n'existent plus.

Averti du peu de chance de réussite de toute intervention, le malade insiste cependant pour être opéré à nouveau.

Le procédé employé a été un procédé se rapprochant de celui de Kuhnt.

Après anesthésie au chloroforme on a taillé sur la tempe un

dans la thèse de ce dernier, à la page 18, une phrase qui peut résumer son opinion sur la question : « L'existence fréquente d'une prédisposition nerveuse héréditaire ou acquise dans la paralysie faciale ne saurait être méconnue, cependant elle n'est pas absolument une condition fondamentale de la maladie. » Dans deux études parues en 1888 et 1892 (in *Berliner Klin. Woch.*), Bernhardt expose et défend sa théorie éclectique. Il reconnaît le bien-fondé de l'opinion de Neumann, il avoue avoir rencontré de nombreux cas de paralysie faciale dans lesquels il a noté une prédisposition nerveuse individuelle ou familiale. « Mais, d'autre part, ajoute-t-il, j'ai observé assez de paralysies faciales chez des individus qui n'étaient en aucune manière des prédisposés par nervosisme individuel ou héréditaire. »

Sur 54 observations étudiées avec soin à ce point de vue, 36 fois il est impossible de noter la moindre prédisposition ; 18 fois elle existe, non seulement par l'individu, mais encore par son hérédité collatérale ou directe. Ainsi donc Bernhardt a trouvé la paralysie faciale chez des prédisposés dans 33 pour 100 des cas, et dans cet ordre de faits il a observé quelquefois l'hérédité indirecte similaire ou la récidive chez le même sujet. « Il existe donc des faits, bien que ce soit la minorité, dans lesquels on est autorisé à parler de prédisposition nerveuse personnelle ou héréditaire. » (*Berliner Klin. Woch.*, 1892, p. 225.)

Les idées de Neumann faisaient leur chemin en France : Charcot développait dans ses leçons du mardi la théorie de l'hérédité névropathique de la paralysie faciale dite a *frigore*, qu'il avait défendue dès la première publication du mémoire de Neumann.

André écrivait en 1891 (*Mercredi médical*) : « La paralysie de Bell n'est plus l'affection banale qu'un simple coup de froid peut provoquer, mais une véritable névrose obéissant aux lois de l'hérédité nerveuse simple ou de transformation et pouvant se greffer sur d'autres affections névropathiques. »

Goldflam, tout en reconnaissant l'influence possible de l'hérédité nerveuse, fait jouer un rôle important à la syphilis, qui, selon lui, crée une véritable prédisposition. Son rôle serait donc analogue à celui qu'on lui prête dans la genèse du tabes.

Dans une de ses leçons, le professeur Stoïcesco, après avoir rapporté quelques observations (nos 60 à 63 de notre tableau d'ensemble), se range entièrement à la doctrine de Neumann : « Le mérite de Neumann, dit-il, est d'avoir révolutionné l'histoire de ces paralysies ; il démontre qu'on ne peut pas attribuer à cette maladie le froid comme cause, mais une hérédité nerveuse réelle. La paralysie faciale serait une vraie maladie nerveuse. Les observations que j'ai eu l'honneur de vous relater viennent confirmer absolument les conclusions auxquelles est arrivé Neumann. »

Une opinion différente est professée par Hoffmann, qui, publiant quelques observations de paralysie faciale périphérique prises à la clinique du professeur Erb (à Heidelberg), discute l'influence héréditaire dans le cas où la paralysie faciale se montre chez plusieurs membres d'une même famille ; sans nier cette influence, il pense qu'il ne faut l'admettre qu'avec réserves. « Il ne faut pas exagérer l'influence du nervosisme et oublier que les différents membres d'une même famille passent ordinairement dans les mêmes conditions d'existence une grande partie ou la totalité de leur vie dans les mêmes locaux ; qu'ils héritent et de la maison et de ses inconvénients. Que l'on recherche, une fois, dans de pareils cas, si d'autres personnes n'appartenant pas à la famille, après être restées longtemps dans les habitations en question, n'ont pas souffert de la même maladie. » (Hoffmann, *loc. cit.*, p. 91.) Il semble donc attribuer une grande importance à la similitude des conditions de vie dans une même famille et par là fait jouer un grand rôle au milieu extérieur au détriment du terrain névro-arthritique.

Dans un article du *Neurologisches Centralblatt* de 1895, J. Neumann (qu'il ne faut pas confondre avec l'auteur de la théorie de l'origine névropathique) s'occupe surtout de la genèse de l'hémiplégie faciale, plutôt que de son étiologie. Il admet une influence héréditaire ou acquise qui rend le nerf plus sensible, plus susceptible d'être paralysé, et considère cette prédisposition comme un des facteurs de la paralysie faciale dite rhumatismale.

L'hérédité nerveuse se trouve dans la paralysie faciale primitive de l'enfance, ainsi qu'il ressort d'une observation de Bézy, dans la *Presse médicale* de 1895 (n° 64 de notre tableau d'ensemble.)

Donath, en faveur de la théorie de Neumann, apporte une statistique de 63 cas dans lesquels on a soigneusement approfondi les antécédents héréditaires ou personnels des sujets. Il insiste sur les cas de paralysies faciales récidivantes et sur ceux où l'hémiplégie faciale est véritablement une maladie familiale.

Nous ne pouvons terminer cette revue rapide des principaux travaux qu'a suscités la théorie de Neumann, sans citer la thèse de Lacurie dont la conclusion capitale est la suivante: « Le froid ne sera qu'une simple cause occasionnelle, le motif et non la véritable cause nécessaire. C'est, au contraire, la prédisposition nerveuse qui est la clef de voûte de la paralysie faciale dite a *frigore*. »

A l'encontre de cette opinion, Valot, dans sa thèse, admet l'influence prépondérante du froid; il ne parle pas de la part qui peut revenir à la prédisposition nerveuse et soutient l'idée que nous avons vue lancer par Chabbert et Biot du rôle de la barbe dans l'étiologie de la maladie de Bell.

Telles sont les diverses opinions qui ont été émises sur la

paralysie faciale périphérique primitive. Entre Erb, pour qui le froid est tout, et Neumann, qui ne voit que la prédisposition nerveuse héréditaire ou acquise, les différents auteurs ont pris place pour essayer de définir ce qui revient à ces deux éléments dans cette étiologie.

Quoi qu'il en soit, à l'heure actuelle, il est classique de donner une large part à l'hérédité nerveuse dans l'étiologie de cette hémiplégie faciale. « Aujourd'hui, l'influence de la prédisposition nerveuse dans l'étiologie de la paralysie faciale est démontrée ; le refroidissement, dont l'action en quelques cas ne peut pas être mise en doute, n'intervient qu'à titre de cause occasionnelle (art. *Paralysie faciale* in *Manuel de Médecine*, page 53.)

« L'hérédité névropathique et arthritique exerce une influence indéniable sur le développement de la paralysie faciale. » Art. *Paralysie faciale* in *Traité de médecine*, page 858.)

« Ces derniers temps, d'ailleurs, l'influence névropathique générale, jusqu'ici négligée dans la maladie de Bell, a été invoquée par divers auteurs, Neumann en particulier. Parmi les causes que nous avons énumérées dans ce paragraphe, les unes (compression, lésion de l'oreille) seraient suffisantes à la provoquer ; les autres (froid, maladies infectieuses) auraient besoin d'une prédisposition nerveuse héréditaire ou acquise que le refroidissement ou l'infection se bornerait à mettre en jeu. » (Grasset et Rauzier. *Traité des maladies du système nerveux*, t. II, p. 435.)

II

Nous allons, dans une série de tableaux, exposer les observations que nous avons pu recueillir et dans lesquelles on a pris soin de noter les antécédents des malades, surtout au point de vue de l'hérédité neuro-arthritique. Nous reproduisons, *in extenso*, les quatre dernières de ces observations : l'une d'elles a déjà été publiée par notre maître M. le professeur agrégé Rauzier dans le *Bulletin médical* du 1er mai 1898; la deuxième a été prise par nous sur le registre de la consultation gratuite de médecine de l'hôpital général ; les deux autres nous sont personnelles.

N°	AUTEUR	SEXE ET AGE	DIAGNOSTIC	CAUSE INVOQUÉE	ANTÉCÉDENTS PERSONNELS	HÉRÉDITÉ DIRECTE		HÉRÉDITÉ COLLATÉRALE ET DESCENDANTE
						PATERNELLE	MATERNELLE	
1	Neumann (1er Mémoire)	H. 35 ans	Par. fac. gauche	Promenade en voiture découverte par un temps froid.	Très nerveux. Irritable. Maux de tête fréquents.	Père 65 ans en bonne santé.	Mère morte, paralysée des deux jambes dix-huit mois.	Frère a ou de la paralysie infantile. Un autre a la crampe des écrivains.
2	—	H. 32 ans	Par. fac. droite	Violents chagrins.	Très nerveux. Convulsions dans l'enfance. Migraines, impressionnable et irritable.	Père arthritique.	Mère névropathe.	Oncle mort aliéné (côté maternel).
3	—	F. 18 ans	Par. fac. gauche	Pas de cause apparente.	Convulsions dans l'enfance. Crises hystériformes depuis l'établissement des règles.	Père très nerveux.	Mère en bonne santé.	Oncle paternel paralytique général. Sœur choréique.
4	—	F. 16 ans	Par. fac. droite	Aucune cause.	Convulsions dans l'enfance. Très nerveuse. Impressionnable. Crises d'hystérie 2 ans après la paralysie faciale.	Grand'mère hémiplégique. Père atteint de névralgies faciales.	Mère bien portante.	Sœur atteinte de mal de Pott.
5	—	H. 32 ans	Par. fac. droite	Pas de refroidissement. Surmenage intellectuel.	Emotivité, nervosisme. Sujet aux migraines.	Père mort paralytique général.	Mère névropathe.	»
6	—	F. 15 ans	Par. fac.	Refroidissement.	Nervosisme. Convulsions dans l'enfance.	Père bien portant.	Mère présentant des crises nerveuses épileptiformes.	Un frère choréique.
7	—	F. 36 ans	Par. fac. droite	Sans cause.	Convulsions dans l'enfance. Névralgies faciales depuis les règles.	Père mort aliéné.	Mère bien portante.	Frère épileptique. Un enfant atteint de paralysie infantile.
8	—	H. 85 ans	Par. fac. droite	Sans cause.	Névralgies du trijumeau depuis l'âge de 25 ans.	Père mort d'apoplexie.	Mère aliénée, s'est suicidée.	Sœur hystérique.
9	—	H. 22 ans	Par. fac. gauche	Sans cause.	Convulsions à 2 ans. Très nerveux.	Père atteint d'une paralysie agitante.	Rien à noter du côté de la mère.	Sœur hystérique. Oncle paternel a un tic convulsif de la face.
10 (1)	—	F. 23 ans	Par. fac. gauche	Refroidissement.	Crises nerveuses avec perte de connaissance à 12 ans. Très impress. Rires et pleurs faciles. Eczéma de la face.		Grand'mère morte après une affection mentale après avoir	»
11	—	H. 33 ans	Par. fac. gauche depuis 4 ans	Refroidissement.	Migraines violentes et fréquentes.	Père mort d'une congestion cérébrale à 55 ans.	ou le délire de la persécution.	»
12	—	H. 37 ans	Par. fac. droite	Refroidissement.	Par. fac. droite à 13 ans. Guérie.		Mère rhumatisante très nerveuse sujette à des migraines périodiques.	»
13	—	F. 60 ans	Par. fac. gauche.	Refroidissement.	Arthritique. Eczéma de la face. Sciatique droite 4 ans auparavant.	Rien de précis.	Rien de précis.	»
14	—	F. 60 ans	Par. far. droite	Sans cause.	Nervosisme très accentué surtout à la suite de chagrins. Diabète depuis plusieurs années.	Rien de précis.	Rien de précis.	»
15	—	H. 37 ans	Par. fac. gauche	Pas de refroidissement.	Très nerveux. Deux atteintes antérieures de paralys. fac (l'une à droite l'autre à gauche).	Rien de net.	Rien de net.	»
16	—	H. 28 ans	Par. fac. droite	Exposition au froid.	Convulsions de l'enfance. Tic convulsif du membre supérieur à 6 ans. Bégaiement pendant longtemps.	Pas de renseignements.	Pas de renseignements.	»
17	—	H. 26 ans	Par. fac. gauche	Pas de cause apparente.	Migraines périodiques. Impressionnabilité excessive. Hypochondrie. Cauchemars. Surmenage.	Pas de renseignements.	Pas de renseignements.	»
18	Neumann (2me Mémoire)	F. 48 ans	Par. fac. droite	Sans cause connue.	Sciatique droite à 25 ans. Très impressionnable. Maux de tête fréquents.	Pas de renseignements.	Pas de renseignements.	»
19	—	F. 30 ans	Par. fac. gauche	Sans cause connue.	Très nerveuse depuis les règles. Rire et larmes faciles. Migraines fréquentes.	Pas de renseignements.	Pas de renseignements.	Un enfant de 10 ans choréique. — Un de 5 ans a eu des convulsions.
20	—	F. 41 ans	Par. fac. gauche	Froid et contrariétés vives.	Très nerveuse. Sensation de boule hystérique. Cauchemars Insomnies.	Père bien portant.	Mère très nerveuse.	Oncle maternel épileptique. — Sœur morte de méningite à 5 ans. — Un enfant mort de méningite.

(1) Les observations 10, 11 et 12 se rapportent à trois membres de la même famille (deux frères et une sœur).

N°	AUTEUR	SEXE ET AGE	DIAGNOSTIC	CAUSE INVOQUÉE	ANTÉCÉDENTS PERSONNELS	HÉRÉDITÉ DIRECTE PATERNELLE	HÉRÉDITÉ DIRECTE MATERNELLE	HÉRÉDITÉ COLLATÉRALE ET DESCENDANTE
21	Neumann (2ᵉ Mémoire)	F. 42 ans	Par. fac. gauche	Sans cause connue.	Convulsions dans l'enfance. Très nerveuse. Jamais d'attaques. Sensation d'étouffement (boule). Légère ovaralgie.	Père mort d'apoplexie à 59 ans.	Mère très nerveuse, a été enfermée dans un asile d'aliénés.	Oncle mort aliéné. Deux sœurs mortes de maladies nerveuses.
22	—	F. 55 ans	Par. fac. gauche	Sans cause connue.	Coqueluche. Migraines surtout depuis 20 ans. Très nerveux : quelques crises convulsives.	Père mort après une maladie nerveuse.	Mère morte, restée hémiplégique pendant 3 ans, migraineuse. Grand'mère morte aliénée.	Un frère paralysé depuis son enfance.
23	—	H. 34 ans	Par. fac. droite	Sans cause connue.	Pas de nervosisme.	Père hémiplégique depuis 8 ans.	Mère en bonne santé.	Un oncle aliéné, un autre atteint de névralgies faciale.
24	—	H. 40 ans	Par. fac. gauche	A dormi la fenêtre ouverte.	Très nerveux. Migraines assez fréquentes.	Père mort après une maladie de cœur.	Mère épileptique morte depuis 9 ans.	Un frère choréique. Un frère épileptique. Une sœur nerveuse (?).
25	—	F. 27 ans	Par. fac. droite	Refroidissement.	Depuis une fièvre typhoïde à 20 ans, très impressionnable. Jamais d'attaques convulsives.	Père mort après une maladie de cerveau.	Mère bien portante.	Une sœur choréique.
26	—	F. 20 ans	Par. fac. droite	Sans cause apparente.	Très impressionnable, douleurs de tête fréquentes.	Père bien portant.	Mère ayant des attaques de nerfs. Enfermée pendant 3 mois pour troubles vésaniques.	»
27	—	H. 38 ans	Par. fac. droite	Refroidissement.	Sujet très impressionnable.	Père très nerveux, s'est suicidé.	Mère bien portante.	»
28	—	H. (?)	Par. fac. gauche	Refroidissement.	Très nerveux. Pleurs faciles. Hypochondrie et idées noires.	Père bien portant.	La mère a eu des crises nerveuses se terminant par des crises de sommeil.	Père rhumatissant et névropathe.
29	—	F. 30 ans	Par. fac. gauche	Sans cause connue.	Engourdissement dans la zone du cubital droit, au réveil.	Père ataxique.	Mère morte phtisique.	Trois sœurs très nerveuses.
30	—	F. 60 ans	Par. fac. gauche	»	Toujours très nerveuse. Souffre habituellement de migraines. Première atteinte de par. fac. 12 ans auparavant (à droite).	Grand-père enfermé 10 ans dans un asile d'aliénés. Père mort ataxique à 58 ans.	Mère très nerveuse, morte à 60 ans.	»
31	—	H. 36 ans à 32 ans	Par. fac. droite	»	Première par. fac. gauche à vingt-huit ans. Guérie. Attaques d'hystéro-épilepsie.	»	»	»
32	—	H. 37 ans	Par. fac. gauche	Refroidissement.	Syphilis à 30 ans. A 34 ans début de tabes.	Père rhumatisant.	Grand-père atteint d'une maladie nerveuse. Grand'mère très nerveuse. Mère diabétique.	Tante migraineuse et hémiplégique. Cousin mort aliéné.
33	—	F. 14 ans	Par. fac. droite	Sans cause connue.	Toujours très nerveuse.	Parents consanguins. Père bien portant.	Mère hystérique.	Sœur avec bec-de-lièvre double. Un oncle mort paralytique général. Une autre est tabétique. Une tante aliénée s'est suicidée.
34	—	H. 17 ans	Par. fac. droite	Sans cause connue	Eczéma de la jambe gauche. Très impressionnable. Se met facilement en colère.	Grand-père mort d'hémorragie cérébrale. Père arthritique (eczéma).	Mère nerveuse, souffre de névralgies faciales.	Une tante souffre d'un rhumatisme noueux. Une sœur hystérique. Une autre rhumatissante.
35	—	F. 28 ans	Par. fac. droite	Sans cause connue	Nerveuse et emportée. Convulsions dans l'enfance. Névralgies faciales fréquentes.	Grand-père goutteux. Père goutteux.	Mère rhumatisante.	Un oncle rhumatisant. Un oncle diabétique. Une tante migraineuse. Une tante atteinte d'eczéma. Une sœur choréique.
36	—	H. 25 ans	Par. fac. gauche	Sans cause connue.	Convulsions dans l'enfance. Bien portant mais nerveux.	Père mort d'une tumeur abdominale.	Mère très nerveuse, attaques convulsives.	Tante mater. épilept. Une sœur de 33 ans a eu il y a 8 ans une par. fac. droite après émotion. Une autre sœur a eu une par. fac. à 20 ans. Guéries toutes les deux.
37	— (1)	F. 60 ans	Par. fac. gauche	»	»	»	»	Première sœur névrop. par. fac. g. Son fils ataxique. Deux. sœur par. fac. droite. Après mariage consang. Petite fille âgée de 16 ans, par. fac. gauche a frigore. Petit fils âgé de 13 ans, choréique.

(1) L'observation de cette famille se trouve dans la deuxième mémoire de Neumann sous forme de tableau.

N°	AUTEUR	SEXE ET ÂGE	DIAGNOS-TIC	CAUSE INVOQUÉE	ANTÉCÉDENTS PERSONNELS	HÉRÉDITÉ DIRECTE		HÉRÉDITÉ COLLATÉRALE ET DESCENDANTE
						PATERNELLE	MATERNELLE	
38	Thèse de Junin (Obs. XIV)	F. 47 ans	Par. fac. (?)	Sans cause connue.	Par. fac. périphérique à 14 ans, à 18 ans, à 20 ans. (Ramollie et paraplégique à 47 ans).	Père anormal, satyriasique dans un âge avancé.	»	Frère suicidé sans motif.
39	— (Obs. XV)	H. 33 ans	Par. fac. droite	Refroidissement.	Rien de particulier à noter.	Père ni nerveux ni rhumatisant.	Mère migraineuse, sujette à des douleurs vagues.	»
40	— (Obs. XVI)	H. 32 ans	Par. fac. dr. avec contrac.	Sans cause connue.	La par. fac. remonte à l'âge de 6 ans. Migraines fréquentes.	Père bien portant.	Mère très probablement épileptique	»
41	— (Observ. XVII)	H. 33 ans	Par. fac. droite	Refroidissement.	Convulsions dans l'enfance. Névralgies faciales de 15 à 20 ans. Poussées d'eczéma.	Père non nerveux.	Mère bonne santé.	Frère mort vésanique. Sœur morte diabétique.
42	— (Obs. XVIII)	H. 35 ans	Par. fac. droite	Sans cause connue.	Très nerveux. Impressionnable. Par. fac. droite à 23 ans.	Père mort. Paralysé pendant deux ans.	Mère bien portante.	Sœur très nerveuse, a des crises d'hystérie.
43	Obs. de Foucher (in thèse de Junin).	F. 37 ans	Par. fac. (?)	»	Par. fac. à 18 ans. Plusieurs atteintes de rhumatisme articulaire.	Père mort paralysé.	Mère morte d'affection hépatique.	Un frère et cinq sœurs: tous sont rhumatisants. A perdu deux enfants, de convulsions.
44	—	H. 24 ans	Par. fac. droite	Refroidissement.	Migraineux.	»	»	Frère atteint dans sa jeunesse d'une paralysie faciale rebelle.
45	Thèse de Despaignes	F. 29 ans	Par. fac. droite	Pas de refroidissement.	Très nerveuse, colères, migraines, obésité. Une attaque de rhum. artic. subaigu.	Père mort d'hémorrh. cérébrale à 60 ans. Grand'mère rhumatisante.	Mère d'un caractère faible, souffre d'un rhumatisme noueux, grand-père atteint du délire des grandeurs.	Un oncle asthmatique mort d'hémorrh. cérébr., un autre mort de maladie nerveuse ; un troisième très obèse ; un quatrième hypochondriaque s'est suicidé. Un oncle maternel aliéné. Une cousine aliénée. Une autre atteinte du délire religieux. Une sœur hystérique, deux frères très nerveux, dont un a été dans un asile.
46	— (Obs. V)	F. 29 ans	Par. fac. droite	»	Hystéro-épilepsie depuis l'âge de 20 ans.	Ignorée	Ignorée.	»
47	— (Obs. VI)	H. 35 ans	Par. fac. gauche	Sans cause.	Neurasthénie après de vifs chagrains	Père mort diabétique.	Mère obèse, rhumatisante.	
48	— (Obs. VIII)	H. 45 ans	Par. fac. droite	Refroidissement.	Tempérament goutteux. Iritis et épisclérite rhumatismales.	»	Grand-père goutteux.	Une sœur migraineuse. Deux frères morts d'angine de poitrine. Une fille très nerveuse.
49	— (Obs. IX)	F. 28 ans	Par. fac. gauche	Sans cause.	Caractère emporté, nervosisme.	Père mort hémiplégique	»	»
50	— (Obs. XXVIII)	F. 15 ans	Par. fac. droite	Lavage à l'eau froide	Névropathe. Agité la nuit. Convulsion pendant l'enfance.	»	Mère mélancolique.	»
51	— (Obs. XXIX)	F. 60 ans	Par. fac. droite	»	Névropathe depuis son enfance. Asthme et eczéma. Zona de la nuque et du cou. Névralgie du plexus cervical droit coexistant avec la par. fac.	»	»	Un fils arthritique, hypochondriaque, dyspeptique. Un deuxième fils ataxique.
52	Thèse de Menke (Berlin) (Obs. I)	H. 38 ans	Par. fac. (?)	Refroidissement.	Nervosisme très net.	Aucune tare héréditaire	Aucune tare héréditaire	»
53	— (Obs. II)	F. 45 ans	Par. fac. droite	Refroidissement.	Diabète et albuminurie.	Aucune tare héréditaire	Aucune tare héréditaire	»
54	— (Obs. III)	H. 27 ans	Par. fac. droite	Refroidissement.	Fièvre typhoïde, première atteinte de par. fac. droite. 3 ans auparavant.	Pas d'antécédents nerveux.	Mère morte phtisique.	Frères et sœurs en bonne santé.
55	— (Obs. V)	H. (?)	Par. fac. droite	Refroidissement.	Nervosisme très marqué. Emotions vives.	»	Mère neuropathe, souffre de migraine.	Un frère dément et une sœur faible d'esprit.
56	— (Obs. VI)	H. 28 ans	Par. fac. droite	»	Sujet très neurasthénique après une fièvre typhoïde dans sa jeunesse,	Père mort d'un cancer de l'estomac.	Mère en bonne santé.	»
57	— (Obs. VII)	F. 35 ans	Par. fac. gauche	Refroidissement.	Pas de nervosisme (?)	Père en bonne santé.	Mère en bonne santé.	»
58	— (Obs. IX)	H. 54 ans	Par. fac. droite	Refroidissement.	Bonne santé.	Rien à signaler.	Rien à signaler.	»
59	— (Obs. X)	H. 5 ans	Par. fac. droite	Refroidissement.	Né en état de faiblesse congénitale. Sujet peu vigoureux.	Père en bonne santé.	Mère en bonne santé.	»

| N° | AUTEUR | SEXE ET AGE | DIAGNOSTIC | CAUSE INVOQUÉE | ANTÉCÉDENTS PERSONNELS | HÉRÉDITÉ DIRECTE | | HÉRÉDITÉ |
						PATERNELLE	MATERNELLE	COLLATÉRALE ET DESCENDANTE
60	Stoïcesco (p. 72 Obs. 1) (Roum. Méd.)	H. 53 ans	Par. fac. gauche	Refroidissement.	Très nerveux. Très excitable. Réponses brusques.	Pas de tare nerveuse.	Aucune tare nerveuse.	»
61	— (Obs. II)	F. 20 ans	Par. fac. gauche	Altercation violente	Très nerveuse.	Père rhumatisant.	Mère nerveuse irritable	»
62	— (pages 73)	H. 18 ans	Par. fac. gauche	Refroidissement.	Doux et impressionnable, première atteinte de par. fac. légère, deux ans avant.	Père très actif, très préoccupé.	Mère obèse, souffre de névralgies	Un frère très nerveux. Un cousin paternel est fou. Une tante est hystérique.
63	—	F. 38 ans	Par. fac. droite	»	Deux atteintes antérieures de par. fac. droite à 16 ans et à 32 ans.	Père mort d'une maladie de cœur.	Mère morte de tuberculose pulmonaire.	Une sœur hystéro-épileptique. Une sœur neurasthénique.
64	Bézy (Presse. Méd) 1895 (Obs. I)	F. 13mois	Par. fac. gauche	Pas de refroidissement.	»	Père très nerveux.	Mère hystérique.	»
65	Thèse de Valot (Obs. XXXIV.)	H. 46 ans	Par. fac. gauche	Refroidissement.	Première atteinte de par. fac. gauche trois mois avant, guérie	Père épileptique.	»	»
66	— (Obs. XXXVI)	F. 24 ans	Par. fac. droite	Refroidissement.	Première paral. fac. droite à 10 ans. Sans cause, guérie. Céphalées fréquentes. Crises d'hystérie à 19 ans.	Père mort hémiplégique	Mère très nerveuse (crises) et hématémèses nerveuses)	Sœur morte d'accès d'éclampsie. Deuxième sœur hystérique. Frère hystérique. Cousine internée dans un asile.
67	— (Obs. XL)	H. 48 ans	Par. fac.	Refroidissement.	Crises d'épilepsie de 17 à 22 ans.	Rien de nerveux ni d'arthritique.	Rien de nerveux ni d'arthrique.	»
68	Thèse de Lacurie (Obs. I)	F. 24 ans	Par. fac. gauche	Sans cause connue.	Très nerveuse, très irritable, sans stigmates d'hystérie.	»	»	»
69	— (Obs. II)	F. 28 ans	Par. fac. gauche	Sans cause.	Nervosisme (Spasmes pharyngiens crises de larmes).	Père enfermé dans un asile d'aliénés après avoir tué sa femme.	»	»
70	— (Obs. IV)	F. (?)	Par. fac. gauche	»	Névralgie sciatique droite à 22 ans. Une par. fac. double, puis la par. fac. gauche actuelle.	Père: rhumatisme chronique déformant.	Mère rhumatisante et très nerveuse.	»
71	— (Obs. V)	F. 42 ans	Par. fac. droite	Sans aucune cause.	Plusieurs attaques de rhum. art. aigu. Vive et irritable.	Grand-père mort d'apoplexie.	Grand'mère obèse.	Une tante hémiplégique par apoplexie, a un fils hémiplégique et aphasique. Un oncle hémiplégique par apoplexie. Deux sœurs très nerveuses.
72	— (Obs. VI)	H. 34 ans	Par. fac. gauche	Travail dans un lieu humide.	Très nerveux. Rhumat. art. aigu.	Père vif, nerveux.	Mère nerveuse.	»
73	— (Obs. VII)	H. 23 ans	Par. fac. droite	Froid humide.	»	Père aliéné.	Mère rhumatisante.	»
74	— (Obs. VIII)	F. 31 ans	Par. fac. droite	Sans cause.	Très nerveuse. Crises hystériformes.	Père épileptique.	Mère très nerveuse.	Sœur avec crises d'hystérie.
75	— (Obs. IX)	H. 42 ans	Par. fac. gauche	Refroidissement.	Plusieurs atteintes de rhumatisme art. aigu. Nerveux, impressionnable.	Père rhumatisant, vif et emporté, mort d'une affection cardiaque.	Mère obèse.	»
76	— (page 18)	H. 25 ans	Par. fac. gauche	»	»	»	Mère très nerveuse, fréquentes attaques de nerfs.	Tante épileptique. Une sœur de 35 ans a eu une par. fac. droite après une émotion vive. Une deuxième sœur a eu à 20 ans une par. fac. droite sans cause connue.
77	Rauzier (Bul. Méd.), mai 1898	H. 14 ans	Par. fac. gauche	Pas de refroidissement.	Très nerveux, tempérament lymphatique. Zézaiement.	»	Grand'mère âgée de 66 ans, a eu à 30 ans une par. fac. gauche avec paralysie persistante du frontal et du sourcilier. — Mère morte d'affect. thoracique.	Tante maternelle âgée de 40 ans, atteinte de par. fac. gauche à 35 ans avec paralysie persistante des muscles du front; elle a un fils très nerveux, bronchitique, et une fille hydrocéphale.
78	Personnelle I.	H. 15 ans	Par. fac. droite	Refroidissement.	Nervosisme indéniable. 2 atteintes de par. fac. à 8 ans et 14 ans.	Aucune tare nerveuse.	Aucune tare nerveuse.	»
79	Personnelle II.	H. 26 ans	Par. fac. droite	»	Nervosisme manifeste.	Père mort ataxique.	»	»
80	Personnelle III	F. 28 ans	Par. fac. droite	Refroidissement.	Très nerveuse, impressionnable. Chorée de 12 à 14 ans. Première atteinte de par. fac. droite un an avant la paralysie actuelle.	Père arthritique.	Mère arthritique.	Sœur choréique. Tante hystérique. Frère nerveux : caractère irritable et violent.

Observation I

(Publiée par M. le professeur agrégé Rauzier, dans le *Bulletin Médical* du 1er mai 1898.)

Un lycéen de quatorze ans, pâle et maigre, lymphatique (glandes, blépharite), très nerveux et présentant un zézaiement habituel, est pris, le 13 janvier 1898, sans refroidissement apparent et sans prodromes, d'une paralysie faciale gauche, complète et totale, répondant au schéma habituel de la paralysie faciale périphérique. Quand je le vois, le 7 février, le syndrome est en voie d'atténuation. Le 2 avril, sous l'influence d'un traitement électrique, les troubles ont presque entièrement disparu dans le domaine facial inférieur, mais le facial supérieur est encore très atteint; l'orbiculaire amène avec effort l'occlusion du globe de l'œil, le frontal et le sourcilier ne répondent nullement à l'incitation volontaire, le point lacrymal gauche demeure paralysé.

Voici maintenant le côté intéressant de cette histoire : la grand'-mère maternelle de l'enfant, actuellement âgée de soixante-six ans, a été atteinte à trente ans d'une paralysie faciale gauche totale et complète, qui a duré cinq ou six mois et a laissé après elle une paralysie définitive du frontal et du sourcilier. Cette dame a eu deux filles, dont l'une, la mère du petit malade), nullement nerveuse, est morte à trente-cinq ans, d'une affection thoracique ; l'autre, actuellement âgée de quarante ans, a présenté, il y a cinq ans, une paralysie faciale gauche qui a disparu partiellement au bout d'un mois, et a laissé, comme chez la mère, une paralysie définitive des muscles de la partie gauche du front.

Cette dernière personne, très nerveuse et affectée de bronchite chronique, a un fils de dix ans, bien portant, et une fille hydrocéphale.

Observation II

(Prise dans le registre des consultations de médecine à l'Hôpital Général. Service de M. le professeur agrégé Rauzier.)

A...(Paul), âgé de quinze ans, se présente à la clinique des consultations gratuites de M. le professeur agrégé Rauzier.

Le 19 février 1898, il est atteint d'une paralysie faciale. Il y a une quinzaine de jours, il s'est aperçu le matin, à son réveil, qu'il avait la figure tournée et que l'action de siffler lui était devenue impossible. Le malade attribue son état à un refroidissement.

On ne retrouve aucune tare nerveuse héréditaire dans ses antécédents; il convient cependant de noter un nervosisme personnel, affirmé par l'entourage : nervosisme qui ne s'est jamais manifesté par des attaques, mais par une irritabilité exagérée du système nerveux. Il a été déjà paralysé de la face à deux reprises différentes. La première fois à l'âge de huit ans, cette paralysie était survenue à la suite d'une violence, elle a duré un mois.

La seconde atteinte s'est produite il y a un an, à la même époque, c'est-à-dire au mois de février, elle a persisté un mois et demi.

Il n'y a jamais eu d'écoulement de pus par les oreilles, et dans aucun moment le malade n'a éprouvé de douleurs dans les régions envahies ou du côté de l'apophyse mastoïde. L'intégrité musculaire des deux membres est complète.

A l'inspection, on constate que le malade ne peut complètement fermer son œil droit ; il y a une paresse très marquée de l'orbiculaire du même côté. Quand il souffle, sa bouche se met en point d'exclamation, et quand il grimace on observe un affaissement complet du côté droit.

Le diagnostic de paralysie faciale s'impose.

On élimine la contracture gauche hystérique ; il y a eu, en effet, absence totale de contraction du côté droit. De plus, dans une contracture, la langue serait atteinte et le sourcil incliné du côté contracturé.

On élimine encore la paralysie faciale hystérique, du reste très rare, par l'absence des stigmates caractéristiques de cette névrose.

Reste à déterminer le diagnostic de siége. On rejette l'origine cérébrale, puisque la paralysie est totale, et atteint le facial supérieur. L'origine bulbaire est laissée de côté ; il n'y a pas de paralysie du moteur oculaire commun (syndrome de Weber), et du reste encore le facial supérieur ne serait pas pris. Une lésion siégeant au-dessous du noyau supérieur bulbaire entraînerait une hémiplégie et le syndrome labio-glosso-laryngé.

Une lésion intrapétreuse s'accompagnerait d'otite : or nous avons vu qu'on n'observe rien de spécial du côté de l'oreille et du voile du palais. Enfin, absence de tumeurs parotidiennes ou ganglionnaires.

De cet ensemble, on doit conclure à l'existence d'une paralysie faciale périphérique, récidivée chez un prédisposé nerveux.

La disparition assez rapide des paralysies précédentes, l'absence du signe de Frænkel (défaut de concordance entre l'élévation de l'œil et l'élévation de la paupière). La rétrocession lente, mais progressive, permirent un bon pronostic à ce premier examen ; et, de fait, l'application d'ouate sur la figure, un traitement interne de quatre gouttes de noix vomique matin et soir, quelques séances de courants continus, ont rapidement rétabli le malade.

Observation III

(PERSONNELLE)

M. R..., vingt-six ans, traité par le docteur B. (de Béziers), se présente à l'Institut physicothérapique de M. le docteur Bosc, le 5 avril 1898.

Il est à ce moment atteint d'une paralysie périphérique du facial droit, sans déviation ni de la langue, ni de la luette. Cela dure depuis une huitaine de jours.

Comme antécédents héréditaires, on doit noter que le père est mort ataxique, et comme état personnel une nervosité très manifeste.

Les réactions électriques sont normales et permettent le pronostic d'une guérison, après un mois de traitement, sauf variations dans les quinze jours. On institue un premier traitement : tabouret avec souffle et étincelles.

Un second examen, pratiqué après huit jours, donne une contraction faradique diminuée.

Un troisième, après quinze jours, montre cette contraction faradique abolie. Un nouveau pronostic s'impose, la durée du traitement sera de trois à six mois, et la guérison est certaine.

Observation IV

(PERSONNELLE)

Mme Y..., vingt-huit ans.

Antécédents héréditaires. — Père et mère arthritiques. Une sœur de la mère est sujette à des crises, qui semblent être de nature hystérique ; une sœur de la malade est atteinte de chorée.

lambeau qui fut dédoublé en deux lames, une supérieure, l'autre inférieure.

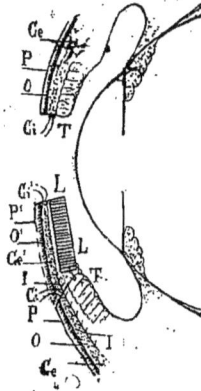

FIG. 7. — *P*. Peau. — *O*. Orbiculaire. — *Ce*. Tissu celluleux. — *Ci*. Cils. — *T*. Tarse. — *I*. Incision intermarginale. — *L*. Lambeau autoplastique.

Après dédoublement vertical des deux paupières, les lambeaux temporaux furent appliqués sur les faces cruentés des lames antérieures, de telle sorte que la face cruentée du lambeau temporal supérieur tordu sur son pédicule vint s'appliquer sur la face cruentée de la paupière inférieure, tandis que le lambeau temporal inférieur fut appliqué à la paupière supérieure (fig. 7 et 8).

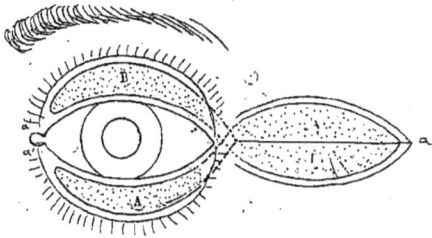

FIG. 8. — *A*. Lambeau temporal supérieur venant en A'. — *B*. Lambeau temporal inférieur venant en B'.

3

La plaie temporale fut ensuite suturée en affrontant les deux lèvres (fig. 9).

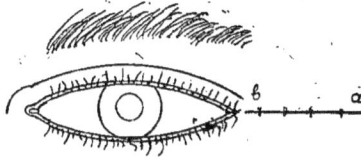

Fig. 9. — a. b. Sutures temporales, après rotation
et fixation palpébrale du lambeau.

7. Janvier. — Les lambeaux ont bien pris. La cicatrice temporale est à peine visible. Les paupières semblent recouvrir un globe normal, mais la cavité est très petite, trop petite, on engage le malade à y introduire des perles de verre de volume progressivement croissant.

Au point de vue esthétique, résultat favorable.

Résultat insuffisant pour le port d'un œil artificiel de dimensions égales à celles de l'œil sain.

Observation VII

Ectropion « ex vacuo » guéri par le dédoublement
de la paupière inférieure.

M. Fromaget présente à la société d'Anatomie et de Physiologie de Bordeaux, le 10 mai 1898, un homme d'une trentaine d'années, auquel il a pratiqué une intervention peu connue et qui a donné des résultats excellents.

Cet homme a subi, il y a deux ans, l'énucléation de l'œil gauche, à la suite d'un traumatisme grave, sur lequel il est inutile d'insister.

Pendant un an et demi, le malade porta un œil artificiel, puis peu à peu la cavité orbitaire se rétrécit, la paupière inférieure s'ectropionna, il prit des yeux de plus en plus petits, mais le cul de sac inférieur s'effaça de plus en plus et au mois de janvier dernier le port de toute pièce prothétique devint impossible.

Cet homme, qui exerce la profession de garçon de café, était donc très ennuyé et obligé de renoncer à sa profession.

L'examen montra que la paupière inférieure etait en ectropion très prononcé, presque total. Le cul-de-sac inférieur n'existait plus, et même au niveau de l'angle interne il existait un symblépharon très prononcé.

Pour remédier à cet état M. Fromaget a eu de suite l'idée d'appliquer à ce cas le procédé de dédoublement avec relèvement en vanne décrit par le professeur Truc.

Au bout de quelques jours, adhérence solide. Les sutures sont enlevées. La lèvre antérieure contenant la peau, l'orbiculaire et la rangée de cils était cicatrisée et le résultat de cette cicatrisation a été la guérison de l'ectropion.

Le dédoublement sans autoplastie a été pratiqué dans ce cas, il y a bientôt trois mois. Cette opération a donné d'excellents résultats. L'ectropion est absolument guéri, il existe même un léger entropion vers l'angle intérieur ; le cul-de-sac fabriqué se maintient fort bien. Il est profond et permet au malade de porter un œil artificiel volumineux.

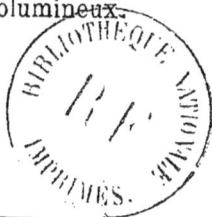

CONCLUSIONS

———

I. — L'ectropion lymphatique et l'ectropion *ex vacuo* des jeunes sujets peuvent être avantageusement traités par le procédé en vanne.

II. — Au point de vue esthétique, le procédé en vanne est particulièrement recommandable : il ne reste aucune trace de cicatrice ; et, dans les cas d'autoplastie, la cicatrice temporale a complètement disparu au bout de quelques semaines.

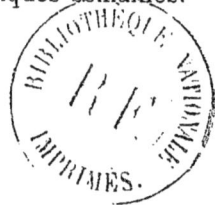

———